Libro de registro de asistencia para maestros / maestras

Detalles del libro de registro:

Fecha de inicio del registro: ....

Número de libro de registro: ....

Detalles personales:

Nombre: ....

DIRECCIÓN: ....

....

Correo electrónico: ....

Número de móvil: ....

Dirección de trabajo: ....

Período de inicio: .... Período de finalización: ....

Mes y año:

Sujeto:

Sección:

Asignaciones:

Semana | Semana

Día

Fecha

Nombres de los estudiantes:	notas	L	M	M	J	V	L	M	M	J	V
1.											
2.											
3.											
4.											
5.											
6.											
7.											
8.											
9.											
10.											
11.											
12.											
13.											
14.											
15.											
16.											
17.											
18.											
19.											
20.											
21.											
22.											
23.											
24.											
25.											
26.											
27.											
28.											
29.											
30.											
31.											
32.											
33.											
34.											
35.											
36.											
37.											

notas:

Período de inicio: .... Período de finalización: ....

Mes y año:

Sujeto:

Sección:

Asignaciones:

		Semana					Semana				
	Día	L	M	M	J	V	L	M	M	J	V
Nombres de los estudiantes:	notas Fecha										
1.											
2.											
3.											
4.											
5.											
6.											
7.											
8.											
9.											
10.											
11.											
12.											
13.											
14.											
15.											
16.											
17.											
18.											
19.											
20.											
21.											
22.											
23.											
24.											
25.											
26.											
27.											
28.											
29.											
30.											
31.											
32.											
33.											
34.											
35.											
36.											
37.											

notas:

Período de inicio:.. Período de finalización:..

Mes y año:	Asignaciones:	Semana					Semana				
Sujeto:											
Sección:											
	Día	L	M	M	J	V	L	M	M	J	V

Nombres de los estudiantes:	notas Fecha										
1.											
2.											
3.											
4.											
5.											
6.											
7.											
8.											
9.											
10.											
11.											
12.											
13.											
14.											
15.											
16.											
17.											
18.											
19.											
20.											
21.											
22.											
23.											
24.											
25.											
26.											
27.											
28.											
29.											
30.											
31.											
32.											
33.											
34.											
35.											
36.											
37.											

notas:

Período de inicio: .... Período de finalización: ....

Mes y año:

Sujeto:

Sección:

Asignaciones:

		Semana					Semana				
	Día	L	M	M	J	V	L	M	M	J	V
Nombres de los estudiantes:	notas Fecha										
1.											
2.											
3.											
4.											
5.											
6.											
7.											
8.											
9.											
10.											
11.											
12.											
13.											
14.											
15.											
16.											
17.											
18.											
19.											
20.											
21.											
22.											
23.											
24.											
25.											
26.											
27.											
28.											
29.											
30.											
31.											
32.											
33.											
34.											
35.											
36.											
37.											

notas:

Período de inicio: .... Período de finalización: ....

Mes y año:

Sujeto:

Sección:

Asignaciones:

		Semana					Semana				
	Día	L	M	M	J	V	L	M	M	J	V
Nombres de los estudiantes:	notas / Fecha										
1.											
2.											
3.											
4.											
5.											
6.											
7.											
8.											
9.											
10.											
11.											
12.											
13.											
14.											
15.											
16.											
17.											
18.											
19.											
20.											
21.											
22.											
23.											
24.											
25.											
26.											
27.											
28.											
29.											
30.											
31.											
32.											
33.											
34.											
35.											
36.											
37.											

notas:

Período de inicio: .... Período de finalización: ....

Mes y año:		Asignaciones:	Semana					Semana				
Sujeto:												
Sección:												
		Día	L	M	M	J	V	L	M	M	J	V
Nombres de los estudiantes:	notas	Fecha										
1.												
2.												
3.												
4.												
5.												
6.												
7.												
8.												
9.												
10.												
11.												
12.												
13.												
14.												
15.												
16.												
17.												
18.												
19.												
20.												
21.												
22.												
23.												
24.												
25.												
26.												
27.												
28.												
29.												
30.												
31.												
32.												
33.												
34.												
35.												
36.												
37.												

notas:

Período de inicio:.. Período de finalización:..

Mes y año:		Asignaciones:	Semana					Semana				
Sujeto:												
Sección:												
		Día	L	M	M	J	V	L	M	M	J	V
Nombres de los estudiantes:	notas	Fecha										
1.												
2.												
3.												
4.												
5.												
6.												
7.												
8.												
9.												
10.												
11.												
12.												
13.												
14.												
15.												
16.												
17.												
18.												
19.												
20.												
21.												
22.												
23.												
24.												
25.												
26.												
27.												
28.												
29.												
30.												
31.												
32.												
33.												
34.												
35.												
36.												
37.												

notas:

Período de inicio: .... Período de finalización: ....

Mes y año:

Sujeto:

Sección:

Asignaciones:

		Semana					Semana				
	Día	L	M	M	J	V	L	M	M	J	V
Nombres de los estudiantes:	notas Fecha										
1.											
2.											
3.											
4.											
5.											
6.											
7.											
8.											
9.											
10.											
11.											
12.											
13.											
14.											
15.											
16.											
17.											
18.											
19.											
20.											
21.											
22.											
23.											
24.											
25.											
26.											
27.											
28.											
29.											
30.											
31.											
32.											
33.											
34.											
35.											
36.											
37.											

notas:

Período de inicio: .... Período de finalización: ....

Mes y año:						Asignaciones:	Semana					Semana				
Sujeto:																
Sección:																
						Día	L	M	M	J	V	L	M	M	J	V
Nombres de los estudiantes:	notas					Fecha										
1.																
2.																
3.																
4.																
5.																
6.																
7.																
8.																
9.																
10.																
11.																
12.																
13.																
14.																
15.																
16.																
17.																
18.																
19.																
20.																
21.																
22.																
23.																
24.																
25.																
26.																
27.																
28.																
29.																
30.																
31.																
32.																
33.																
34.																
35.																
36.																
37.																

notas:

Período de inicio: .... Período de finalización: ....

Mes y año:

Sujeto:

Sección:

Asignaciones:

		Semana					Semana				
	Día	L	M	M	J	V	L	M	M	J	V
Nombres de los estudiantes:	notas / Fecha										
1.											
2.											
3.											
4.											
5.											
6.											
7.											
8.											
9.											
10.											
11.											
12.											
13.											
14.											
15.											
16.											
17.											
18.											
19.											
20.											
21.											
22.											
23.											
24.											
25.											
26.											
27.											
28.											
29.											
30.											
31.											
32.											
33.											
34.											
35.											
36.											
37.											

notas:

Período de inicio: .... Período de finalización: ....

Mes y año:		Asignaciones:	Semana					Semana				
Sujeto:												
Sección:												
		Día	L	M	M	J	V	L	M	M	J	V
Nombres de los estudiantes:	notas	Fecha										
1.												
2.												
3.												
4.												
5.												
6.												
7.												
8.												
9.												
10.												
11.												
12.												
13.												
14.												
15.												
16.												
17.												
18.												
19.												
20.												
21.												
22.												
23.												
24.												
25.												
26.												
27.												
28.												
29.												
30.												
31.												
32.												
33.												
34.												
35.												
36.												
37.												

notas:

Período de inicio: .... Período de finalización: ....

Mes y año:

Sujeto:

Sección:

Asignaciones:

		Semana					Semana				
	Día	L	M	M	J	V	L	M	M	J	V
Nombres de los estudiantes:	notas Fecha										
1.											
2.											
3.											
4.											
5.											
6.											
7.											
8.											
9.											
10.											
11.											
12.											
13.											
14.											
15.											
16.											
17.											
18.											
19.											
20.											
21.											
22.											
23.											
24.											
25.											
26.											
27.											
28.											
29.											
30.											
31.											
32.											
33.											
34.											
35.											
36.											
37.											

notas:

Período de inicio: .... Período de finalización: ....

Mes y año:

Sujeto:

Sección:

Asignaciones:

		Semana					Semana				
	Día	L	M	M	J	V	L	M	M	J	V
Nombres de los estudiantes:	notas / Fecha										
1.											
2.											
3.											
4.											
5.											
6.											
7.											
8.											
9.											
10.											
11.											
12.											
13.											
14.											
15.											
16.											
17.											
18.											
19.											
20.											
21.											
22.											
23.											
24.											
25.											
26.											
27.											
28.											
29.											
30											
31.											
32.											
33.											
34.											
35.											
36.											
37.											

notas:

Período de inicio: .... Período de finalización: ....

Mes y año:

Sujeto:

Sección:

Asignaciones:

Nombres de los estudiantes:	notas	Semana					Semana				
	Día / Fecha	L	M	M	J	V	L	M	M	J	V
1.											
2.											
3.											
4.											
5.											
6.											
7.											
8.											
9.											
10.											
11.											
12.											
13.											
14.											
15.											
16.											
17.											
18.											
19.											
20.											
21.											
22.											
23.											
24.											
25.											
26.											
27.											
28.											
29.											
30.											
31.											
32.											
33.											
34.											
35.											
36.											
37.											

notas:

Período de inicio: .... Período de finalización: ....

Mes y año:

Sujeto:

Sección:

			Asignaciones:	Semana					Semana				
		Día		L	M	M	J	V	L	M	M	J	V
Nombres de los estudiantes:	notas	Fecha											
1.													
2.													
3.													
4.													
5.													
6.													
7.													
8.													
9.													
10.													
11.													
12.													
13.													
14.													
15.													
16.													
17.													
18.													
19.													
20.													
21.													
22.													
23.													
24.													
25.													
26.													
27.													
28.													
29.													
30.													
31.													
32.													
33.													
34.													
35.													
36.													
37.													

notas:

Período de inicio: .... Período de finalización: ....

Mes y año:

Sujeto:

Sección:

Asignaciones:

		Semana					Semana				
	Día	L	M	M	J	V	L	M	M	J	V
Nombres de los estudiantes:	notas Fecha										
1.											
2.											
3.											
4.											
5.											
6.											
7.											
8.											
9.											
10.											
11.											
12.											
13.											
14.											
15.											
16.											
17.											
18.											
19.											
20.											
21.											
22.											
23.											
24.											
25.											
26.											
27.											
28.											
29.											
30.											
31.											
32.											
33.											
34.											
35.											
36.											
37.											

notas:

Período de inicio: .... Período de finalización: ....

Mes y año:

Sujeto:

Sección:

Asignaciones:

		Semana					Semana				
	Día	L	M	M	J	V	L	M	M	J	V
Nombres de los estudiantes:	notas / Fecha										
1.											
2.											
3.											
4.											
5.											
6.											
7.											
8.											
9.											
10.											
11.											
12.											
13.											
14.											
15.											
16.											
17.											
18.											
19.											
20.											
21.											
22.											
23.											
24.											
25.											
26.											
27.											
28.											
29.											
30.											
31.											
32.											
33.											
34.											
35.											
36.											
37.											

notas:

Período de inicio: .... Período de finalización: ....

Mes y año:

Sujeto:

Sección:

Asignaciones:

		Semana					Semana				
	Día	L	M	M	J	V	L	M	M	J	V
Nombres de los estudiantes:	notas / Fecha										
1.											
2.											
3.											
4.											
5.											
6.											
7.											
8.											
9.											
10.											
11.											
12.											
13.											
14.											
15.											
16.											
17.											
18.											
19.											
20.											
21.											
22.											
23.											
24.											
25.											
26.											
27.											
28.											
29.											
30.											
31.											
32.											
33.											
34.											
35.											
36.											
37.											

notas:

Período de inicio: .... Período de finalización: ....

Mes y año:		Asignaciones:	Semana					Semana				
Sujeto:												
Sección:												
		Día	L	M	M	J	V	L	M	M	J	V
Nombres de los estudiantes:	notas	Fecha										
1.												
2.												
3.												
4.												
5.												
6.												
7.												
8.												
9.												
10.												
11.												
12.												
13.												
14.												
15.												
16.												
17.												
18.												
19.												
20.												
21.												
22.												
23.												
24.												
25.												
26.												
27.												
28.												
29.												
30.												
31.												
32.												
33.												
34.												
35.												
36.												
37.												

notas:

Período de inicio: .... Período de finalización: ....

Mes y año:

Sujeto:

Sección:

Asignaciones:

		Semana					Semana				
	Día	L	M	M	J	V	L	M	M	J	V
Nombres de los estudiantes:	notas / Fecha										
1.											
2.											
3.											
4.											
5.											
6.											
7.											
8.											
9.											
10.											
11.											
12.											
13.											
14.											
15.											
16.											
17.											
18.											
19.											
20.											
21.											
22.											
23.											
24.											
25.											
26.											
27.											
28.											
29.											
30.											
31.											
32.											
33.											
34.											
35.											
36.											
37.											

notas:

Período de inicio:.. Período de finalización:..

Mes y año:

Sujeto:

Sección:

Asignaciones:

		Semana					Semana				
	Día	L	M	M	J	V	L	M	M	J	V
Nombres de los estudiantes:	notas Fecha										
1.											
2.											
3.											
4.											
5.											
6.											
7.											
8.											
9.											
10.											
11.											
12.											
13.											
14.											
15.											
16.											
17.											
18.											
19.											
20.											
21.											
22.											
23.											
24.											
25.											
26.											
27.											
28.											
29.											
30.											
31.											
32.											
33.											
34.											
35.											
36.											
37.											

notas:

Período de inicio: .... Período de finalización: ....

Mes y año:

Sujeto:

Sección:

Asignaciones:

		Semana					Semana				
	Día	L	M	M	J	V	L	M	M	J	V
Nombres de los estudiantes:	notas Fecha										
1.											
2.											
3.											
4.											
5.											
6.											
7.											
8.											
9.											
10.											
11.											
12.											
13.											
14.											
15.											
16.											
17.											
18.											
19.											
20.											
21.											
22.											
23.											
24.											
25.											
26.											
27.											
28.											
29.											
30.											
31.											
32.											
33.											
34.											
35.											
36.											
37.											

notas:

Período de inicio: .... Período de finalización: ....

Mes y año:		Asignaciones:	Semana					Semana			
Sujeto:											
Sección:											
		Día	L	M	M	J	V	L	M	M	J	V
Nombres de los estudiantes:	notas	Fecha										
1.												
2.												
3.												
4.												
5.												
6.												
7.												
8.												
9.												
10.												
11.												
12.												
13.												
14.												
15.												
16.												
17.												
18.												
19.												
20.												
21.												
22.												
23.												
24.												
25.												
26.												
27.												
28.												
29.												
30.												
31.												
32.												
33.												
34.												
35.												
36.												
37.												

notas:

Período de inicio: .... Período de finalización: ....

Mes y año:		Asignaciones:	Semana					Semana				
Sujeto:												
Sección:												
		Día	L	M	M	J	V	L	M	M	J	V
Nombres de los estudiantes:	notas	Fecha										
1.												
2.												
3.												
4.												
5.												
6.												
7.												
8.												
9.												
10.												
11.												
12.												
13.												
14.												
15.												
16.												
17.												
18.												
19.												
20.												
21.												
22.												
23.												
24.												
25.												
26.												
27.												
28.												
29.												
30.												
31.												
32.												
33.												
34.												
35.												
36.												
37.												

notas:

Período de inicio: .... Período de finalización: ....

Mes y año:	Asignaciones:	Semana					Semana				
Sujeto:											
Sección:											
	Día	L	M	M	J	V	L	M	M	J	V
Nombres de los estudiantes:	notas Fecha										
1.											
2.											
3.											
4.											
5.											
6.											
7.											
8.											
9.											
10.											
11.											
12.											
13.											
14.											
15.											
16.											
17.											
18.											
19.											
20.											
21.											
22.											
23.											
24.											
25.											
26.											
27.											
28.											
29.											
30.											
31.											
32.											
33.											
34.											
35.											
36.											
37.											

notas:

Período de inicio: .... Período de finalización: ....

Mes y año:

Sujeto:

Sección:

		Asignaciones:	Semana					Semana				
		Día	L	M	M	J	V	L	M	M	J	V
Nombres de los estudiantes:	notas	Fecha										
1.												
2.												
3.												
4.												
5.												
6.												
7.												
8.												
9.												
10.												
11.												
12.												
13.												
14.												
15.												
16.												
17.												
18.												
19.												
20.												
21.												
22.												
23.												
24.												
25.												
26.												
27.												
28.												
29.												
30.												
31.												
32.												
33.												
34.												
35.												
36.												
37.												

notas:

Período de inicio:.. Período de finalización:..

Mes y año:		Asignaciones:	Semana					Semana				
Sujeto:												
Sección:												
		Día	L	M	M	J	V	L	M	M	J	V
Nombres de los estudiantes:	notas	Fecha										
1.												
2.												
3.												
4.												
5.												
6.												
7.												
8.												
9.												
10.												
11.												
12.												
13.												
14.												
15.												
16.												
17.												
18.												
19.												
20.												
21.												
22.												
23.												
24.												
25.												
26.												
27.												
28.												
29.												
30.												
31.												
32.												
33.												
34.												
35.												
36.												
37.												

notas:

Período de inicio: .... Período de finalización: ....

Mes y año:

Sujeto:

Sección:

Asignaciones:

	Semana					Semana				
Día	L	M	M	J	V	L	M	M	J	V
Fecha										

Nombres de los estudiantes:	notas
1.	
2.	
3.	
4.	
5.	
6.	
7.	
8.	
9.	
10.	
11.	
12.	
13.	
14.	
15.	
16.	
17.	
18.	
19.	
20.	
21.	
22.	
23.	
24.	
25.	
26.	
27.	
28.	
29.	
30.	
31.	
32.	
33.	
34.	
35.	
36.	
37.	

notas:

Período de inicio: .... Período de finalización: ....

Mes y año:

Sujeto:

Sección:

Asignaciones:

Nombres de los estudiantes:	notas	Semana					Semana				
	Día	L	M	M	J	V	L	M	M	J	V
	Fecha										
1.											
2.											
3.											
4.											
5.											
6.											
7.											
8.											
9.											
10.											
11.											
12.											
13.											
14.											
15.											
16.											
17.											
18.											
19.											
20.											
21.											
22.											
23.											
24.											
25.											
26.											
27.											
28.											
29.											
30.											
31.											
32.											
33.											
34.											
35.											
36.											
37.											

notas:

Período de inicio: .... Período de finalización: ....

Mes y año:

Sujeto:

Sección:

Asignaciones:

Nombres de los estudiantes:	notas		Semana					Semana				
		Día	L	M	M	J	V	L	M	M	J	V
		Fecha										
1.												
2.												
3.												
4.												
5.												
6.												
7.												
8.												
9.												
10.												
11.												
12.												
13.												
14.												
15.												
16.												
17.												
18.												
19.												
20.												
21.												
22.												
23.												
24.												
25.												
26.												
27.												
28.												
29.												
30.												
31.												
32.												
33.												
34.												
35.												
36.												
37.												

notas:

Período de inicio: .... Período de finalización: ....

Mes y año:

Sujeto:

Sección:

Asignaciones:

			Semana					Semana				
		Día	L	M	M	J	V	L	M	M	J	V
Nombres de los estudiantes:	notas	Fecha										
1.												
2.												
3.												
4.												
5.												
6.												
7.												
8.												
9.												
10.												
11.												
12.												
13.												
14.												
15.												
16.												
17.												
18.												
19.												
20.												
21.												
22.												
23.												
24.												
25.												
26.												
27.												
28.												
29.												
30.												
31.												
32.												
33.												
34.												
35.												
36.												
37.												

notas:

Período de inicio: .... Período de finalización: ....

Mes y año:

Sujeto:

Sección:

Asignaciones:

		Semana					Semana				
	Día	L	M	M	J	V	L	M	M	J	V
Nombres de los estudiantes:	notas Fecha										
1.											
2.											
3.											
4.											
5.											
6.											
7.											
8.											
9.											
10.											
11.											
12.											
13.											
14.											
15.											
16.											
17.											
18.											
19.											
20.											
21.											
22.											
23.											
24.											
25.											
26.											
27.											
28.											
29.											
30.											
31.											
32.											
33.											
34.											
35.											
36.											
37.											

notas:

Período de inicio: .... Período de finalización: ....

Mes y año:

Sujeto:

Sección:

Asignaciones:

		Semana					Semana				
	Día	L	M	M	J	V	L	M	M	J	V
Nombres de los estudiantes:	notas / Fecha										
1.											
2.											
3.											
4.											
5.											
6.											
7.											
8.											
9.											
10.											
11.											
12.											
13.											
14.											
15.											
16.											
17.											
18.											
19.											
20.											
21.											
22.											
23.											
24.											
25.											
26.											
27.											
28.											
29.											
30.											
31.											
32.											
33.											
34.											
35.											
36.											
37.											

notas:

Período de inicio: .... Período de finalización: ....

Mes y año:

Sujeto:

Sección:

Asignaciones:

			Semana					Semana				
		Día	L	M	M	J	V	L	M	M	J	V
Nombres de los estudiantes:	notas	Fecha										
1.												
2.												
3.												
4.												
5.												
6.												
7.												
8.												
9.												
10.												
11.												
12.												
13.												
14.												
15.												
16.												
17.												
18.												
19.												
20.												
21.												
22.												
23.												
24.												
25.												
26.												
27.												
28.												
29.												
30.												
31.												
32.												
33.												
34.												
35.												
36.												
37.												

notas:

Período de inicio: .... Período de finalización: ....

Mes y año:

Sujeto:

Sección:

Asignaciones:

Nombres de los estudiantes:	notas	Semana					Semana				
	Día	L	M	M	J	V	L	M	M	J	V
	Fecha										
1.											
2.											
3.											
4.											
5.											
6.											
7.											
8.											
9.											
10.											
11.											
12.											
13.											
14.											
15.											
16.											
17.											
18.											
19.											
20.											
21.											
22.											
23.											
24.											
25.											
26.											
27.											
28.											
29.											
30.											
31.											
32.											
33.											
34.											
35.											
36.											
37.											

notas:

Período de inicio: .... Período de finalización: ....

Mes y año:

Sujeto:

Sección:

Asignaciones:

Nombres de los estudiantes:	notas	Semana					Semana				
	Día / Fecha	L	M	M	J	V	L	M	M	J	V
1.											
2.											
3.											
4.											
5.											
6.											
7.											
8.											
9.											
10.											
11.											
12.											
13.											
14.											
15.											
16.											
17.											
18.											
19.											
20.											
21.											
22.											
23.											
24.											
25.											
26.											
27.											
28.											
29.											
30.											
31.											
32.											
33.											
34.											
35.											
36.											
37.											

notas:

Período de inicio:.. Período de finalización:..

Mes y año:

Sujeto:

Sección:

		Asignaciones:									
		Semana					Semana				
	Día	L	M	M	J	V	L	M	M	J	V
Nombres de los estudiantes:	notas / Fecha										
1.											
2.											
3.											
4.											
5.											
6.											
7.											
8.											
9.											
10.											
11.											
12.											
13.											
14.											
15.											
16.											
17.											
18.											
19.											
20.											
21.											
22.											
23.											
24.											
25.											
26.											
27.											
28.											
29.											
30.											
31.											
32.											
33.											
34.											
35.											
36.											
37.											

notas:

Período de inicio: .... Período de finalización: ....

Mes y año:	Asignaciones:	Semana					Semana				
Sujeto:											
Sección:											
	Día	L	M	M	J	V	L	M	M	J	V
Nombres de los estudiantes:	notas Fecha										
1.											
2.											
3.											
4.											
5.											
6.											
7.											
8.											
9.											
10.											
11.											
12.											
13.											
14.											
15.											
16.											
17.											
18.											
19.											
20.											
21.											
22.											
23.											
24.											
25.											
26.											
27.											
28.											
29.											
30.											
31.											
32.											
33.											
34.											
35.											
36.											
37.											

notas:

Período de inicio:.. Período de finalización:..

Mes y año:	Asignaciones:	Semana					Semana				
Sujeto:											
Sección:											
	Día	L	M	M	J	V	L	M	M	J	V
Nombres de los estudiantes:	notas Fecha										
1.											
2.											
3.											
4.											
5.											
6.											
7.											
8.											
9.											
10.											
11.											
12.											
13.											
14.											
15.											
16.											
17.											
18.											
19.											
20.											
21.											
22.											
23.											
24.											
25.											
26.											
27.											
28.											
29.											
30.											
31.											
32.											
33.											
34.											
35.											
36.											
37.											

notas:

Período de inicio: .... Período de finalización: ....

Mes y año:

Sujeto:

Sección:

Asignaciones:

			Semana					Semana				
		Día	L	M	M	J	V	L	M	M	J	V
Nombres de los estudiantes:	notas	Fecha										
1.												
2.												
3.												
4.												
5.												
6.												
7.												
8.												
9.												
10.												
11.												
12.												
13.												
14.												
15.												
16.												
17.												
18.												
19.												
20.												
21.												
22.												
23.												
24.												
25.												
26.												
27.												
28.												
29.												
30.												
31.												
32.												
33.												
34.												
35.												
36.												
37.												

notas:

Período de inicio: .... Período de finalización: ....

Mes y año:		Asignaciones:	Semana					Semana				
Sujeto:												
Sección:												
		Día	L	M	M	J	V	L	M	M	J	V
Nombres de los estudiantes:	notas	Fecha										
1.												
2.												
3.												
4.												
5.												
6.												
7.												
8.												
9.												
10.												
11.												
12.												
13.												
14.												
15.												
16.												
17.												
18.												
19.												
20.												
21.												
22.												
23.												
24.												
25.												
26.												
27.												
28.												
29.												
30.												
31.												
32.												
33.												
34.												
35.												
36.												
37.												

notas:

Período de inicio: .... Período de finalización: ....

Mes y año:

Sujeto:

Sección:

Asignaciones:

		Semana					Semana				
	Día	L	M	M	J	V	L	M	M	J	V
Nombres de los estudiantes:	notas Fecha										
1.											
2.											
3.											
4.											
5.											
6.											
7.											
8.											
9.											
10.											
11.											
12.											
13.											
14.											
15.											
16.											
17.											
18.											
19.											
20.											
21.											
22.											
23.											
24.											
25.											
26.											
27.											
28.											
29.											
30.											
31.											
32.											
33.											
34.											
35.											
36.											
37.											

notas:

Período de inicio:.. Período de finalización:..

Mes y año:	Asignaciones:	Semana					Semana				
Sujeto:											
Sección:											
	Día	L	M	M	J	V	L	M	M	J	V
	Fecha										

Nombres de los estudiantes:	notas										
1.											
2.											
3.											
4.											
5.											
6.											
7.											
8.											
9.											
10.											
11.											
12.											
13.											
14.											
15.											
16.											
17.											
18.											
19.											
20.											
21.											
22.											
23.											
24.											
25.											
26.											
27.											
28.											
29.											
30.											
31.											
32.											
33.											
34.											
35.											
36.											
37.											

notas:

Período de inicio: .... Período de finalización: ....

Mes y año:

Sujeto:

Sección:

Asignaciones:

		Semana					Semana				
	Día	L	M	M	J	V	L	M	M	J	V
Nombres de los estudiantes:	notas Fecha										
1.											
2.											
3.											
4.											
5.											
6.											
7.											
8.											
9.											
10.											
11.											
12.											
13.											
14.											
15.											
16.											
17.											
18.											
19.											
20.											
21.											
22.											
23.											
24.											
25.											
26.											
27.											
28.											
29.											
30.											
31.											
32.											
33.											
34.											
35.											
36.											
37.											

notas:

Período de inicio: .... Período de finalización: ....

Mes y año:

Sujeto:

Sección:

		Asignaciones:	Semana					Semana				
		Día	L	M	M	J	V	L	M	M	J	V
Nombres de los estudiantes:	notas	Fecha										
1.												
2.												
3.												
4.												
5.												
6.												
7.												
8.												
9.												
10.												
11.												
12.												
13.												
14.												
15.												
16.												
17.												
18.												
19.												
20.												
21.												
22.												
23.												
24.												
25.												
26.												
27.												
28.												
29.												
30.												
31.												
32.												
33.												
34.												
35.												
36.												
37.												

notas:

Período de inicio: .... Período de finalización: ....

Mes y año:

Sujeto:

Sección:

Asignaciones:

		Semana					Semana				
	Día	L	M	M	J	V	L	M	M	J	V
Nombres de los estudiantes:	notas Fecha										
1.											
2.											
3.											
4.											
5.											
6.											
7.											
8.											
9.											
10.											
11.											
12.											
13.											
14.											
15.											
16.											
17.											
18.											
19.											
20.											
21.											
22.											
23.											
24.											
25.											
26.											
27.											
28.											
29.											
30.											
31.											
32.											
33.											
34.											
35.											
36.											
37.											

notas:

Período de inicio: .... Período de finalización: ....

Mes y año:

Sujeto:

Sección:

Asignaciones:

		Semana					Semana				
	Día	L	M	M	J	V	L	M	M	J	V
Nombres de los estudiantes:	notas Fecha										
1.											
2.											
3.											
4.											
5.											
6.											
7.											
8.											
9.											
10.											
11.											
12.											
13.											
14.											
15.											
16.											
17.											
18.											
19.											
20.											
21.											
22.											
23.											
24.											
25.											
26.											
27.											
28.											
29.											
30.											
31.											
32.											
33.											
34.											
35.											
36.											
37.											

notas:

Período de inicio: .... Período de finalización: ....

Mes y año:		Asignaciones:	Semana					Semana				
Sujeto:												
Sección:												
		Día	L	M	M	J	V	L	M	M	J	V
Nombres de los estudiantes:	notas	Fecha										
1.												
2.												
3.												
4.												
5.												
6.												
7.												
8.												
9.												
10.												
11.												
12.												
13.												
14.												
15.												
16.												
17.												
18.												
19.												
20.												
21.												
22.												
23.												
24.												
25.												
26.												
27.												
28.												
29.												
30.												
31.												
32.												
33.												
34.												
35.												
36.												
37.												

notas:

Período de inicio:.. Período de finalización:..

Mes y año:

Sujeto:

Sección:

Asignaciones:

		Semana					Semana				
	Día	L	M	M	J	V	L	M	M	J	V
Nombres de los estudiantes:	notas / Fecha										
1.											
2.											
3.											
4.											
5.											
6.											
7.											
8.											
9.											
10.											
11.											
12.											
13.											
14.											
15.											
16.											
17.											
18.											
19.											
20.											
21.											
22.											
23.											
24.											
25.											
26.											
27.											
28.											
29.											
30.											
31.											
32.											
33.											
34.											
35.											
36.											
37.											

notas:

Período de inicio: .... Período de finalización: ....

Mes y año:

Sujeto:

Sección:

Asignaciones:

		Semana					Semana				
	Día	L	M	M	J	V	L	M	M	J	V
Nombres de los estudiantes:	notas / Fecha										
1.											
2.											
3.											
4.											
5.											
6.											
7.											
8.											
9.											
10.											
11.											
12.											
13.											
14.											
15.											
16.											
17.											
18.											
19.											
20.											
21.											
22.											
23.											
24.											
25.											
26.											
27.											
28.											
29.											
30.											
31.											
32.											
33.											
34.											
35.											
36.											
37.											

notas:

Período de inicio: .... Período de finalización: ....

Mes y año:

Sujeto:

Sección:

		Asignaciones:	Semana					Semana				
		Día	L	M	M	J	V	L	M	M	J	V
Nombres de los estudiantes:	notas	Fecha										
1.												
2.												
3.												
4.												
5.												
6.												
7.												
8.												
9.												
10.												
11.												
12.												
13.												
14.												
15.												
16.												
17.												
18.												
19.												
20.												
21.												
22.												
23.												
24.												
25.												
26.												
27.												
28.												
29.												
30.												
31.												
32.												
33.												
34.												
35.												
36.												
37.												

notas:

Período de inicio: .... Período de finalización: ....

Mes y año:		Asignaciones:	Semana					Semana				
Sujeto:												
Sección:												
		Día	L	M	M	J	V	L	M	M	J	V
Nombres de los estudiantes:	notas	Fecha										
1.												
2.												
3.												
4.												
5.												
6.												
7.												
8.												
9.												
10.												
11.												
12.												
13.												
14.												
15.												
16.												
17.												
18.												
19.												
20.												
21.												
22.												
23.												
24.												
25.												
26.												
27.												
28.												
29.												
30.												
31.												
32.												
33.												
34.												
35.												
36.												
37.												

notas:

Período de inicio: .... Período de finalización: ....

Mes y año:		Asignaciones:	Semana					Semana				
Sujeto:												
Sección:												
		Día	L	M	M	J	V	L	M	M	J	V
Nombres de los estudiantes:	notas	Fecha										
1.												
2.												
3.												
4.												
5.												
6.												
7.												
8.												
9.												
10.												
11.												
12.												
13.												
14.												
15.												
16.												
17.												
18.												
19.												
20.												
21.												
22.												
23.												
24.												
25.												
26.												
27.												
28.												
29.												
30												
31.												
32.												
33.												
34.												
35.												
36.												
37.												

notas:

Período de inicio: .... Período de finalización: ....

Mes y año:

Sujeto:

Sección:

Asignaciones:

		Semana					Semana				
	Día	L	M	M	J	V	L	M	M	J	V
Nombres de los estudiantes:	notas Fecha										
1.											
2.											
3.											
4.											
5.											
6.											
7.											
8.											
9.											
10.											
11.											
12.											
13.											
14.											
15.											
16.											
17.											
18.											
19.											
20.											
21.											
22.											
23.											
24.											
25.											
26.											
27.											
28.											
29.											
30.											
31.											
32.											
33.											
34.											
35.											
36.											
37.											

notas:

Período de inicio: .... Período de finalización: ....

Mes y año:

Sujeto:

Sección:

Asignaciones:

		Semana					Semana				
	Día ↝	L	M	M	J	V	L	M	M	J	V
Nombres de los estudiantes:	notas Fecha ↝										
1.											
2.											
3.											
4.											
5.											
6.											
7.											
8.											
9.											
10.											
11.											
12.											
13.											
14.											
15.											
16.											
17.											
18.											
19.											
20.											
21.											
22.											
23.											
24.											
25.											
26.											
27.											
28.											
29.											
30.											
31.											
32.											
33.											
34.											
35.											
36.											
37.											

notas:

Período de inicio: .... Período de finalización: ....

Mes y año:

Sujeto:

Sección:

Asignaciones:

		Semana					Semana				
	Día	L	M	M	J	V	L	M	M	J	V
Nombres de los estudiantes:	notas / Fecha										
1.											
2.											
3.											
4.											
5.											
6.											
7.											
8.											
9.											
10.											
11.											
12.											
13.											
14.											
15.											
16.											
17.											
18.											
19.											
20.											
21.											
22.											
23.											
24.											
25.											
26.											
27.											
28.											
29.											
30.											
31.											
32.											
33.											
34.											
35.											
36.											
37.											

notas:

Período de inicio:.. Período de finalización:..

Mes y año:	Asignaciones:	Semana					Semana				
Sujeto:											
Sección:											
	Día	L	M	M	J	V	L	M	M	J	V
Nombres de los estudiantes:	notas Fecha										
1.											
2.											
3.											
4.											
5.											
6.											
7.											
8.											
9.											
10.											
11.											
12.											
13.											
14.											
15.											
16.											
17.											
18.											
19.											
20.											
21.											
22.											
23.											
24.											
25.											
26.											
27.											
28.											
29.											
30.											
31.											
32.											
33.											
34.											
35.											
36.											
37.											

notas:

Período de inicio: .... Período de finalización: ....

Mes y año:

Sujeto:

Sección:

Asignaciones:

		Semana					Semana				
	Día	L	M	M	J	V	L	M	M	J	V
Nombres de los estudiantes:	notas / Fecha										
1.											
2.											
3.											
4.											
5.											
6.											
7.											
8.											
9.											
10.											
11.											
12.											
13.											
14.											
15.											
16.											
17.											
18.											
19.											
20.											
21.											
22.											
23.											
24.											
25.											
26.											
27.											
28.											
29.											
30.											
31.											
32.											
33.											
34.											
35.											
36.											
37.											

notas:

Período de inicio: .... Período de finalización: ....

Mes y año:

Sujeto:

Sección:

Asignaciones:

Nombres de los estudiantes:	notas	L	M	M	J	V	L	M	M	J	V
		Semana					Semana				
	Día / Fecha										
1.											
2.											
3.											
4.											
5.											
6.											
7.											
8.											
9.											
10.											
11.											
12.											
13.											
14.											
15.											
16.											
17.											
18.											
19.											
20.											
21.											
22.											
23.											
24.											
25.											
26.											
27.											
28.											
29.											
30.											
31.											
32.											
33.											
34.											
35.											
36.											
37.											

notas:

Período de inicio: .... Período de finalización: ....

Mes y año:

Sujeto:

Sección:

Asignaciones:

		Semana					Semana				
	Día	L	M	M	J	V	L	M	M	J	V
Nombres de los estudiantes:	notas Fecha										
1.											
2.											
3.											
4.											
5.											
6.											
7.											
8.											
9.											
10.											
11.											
12.											
13.											
14.											
15.											
16.											
17.											
18.											
19.											
20.											
21.											
22.											
23.											
24.											
25.											
26.											
27.											
28.											
29.											
30.											
31.											
32.											
33.											
34.											
35.											
36.											
37.											

notas:

Período de inicio: .... Período de finalización: ....

Mes y año:

Sujeto:

Sección:

		Semana					Semana				
	Asignaciones:										
	Día	L	M	M	J	V	L	M	M	J	V
Nombres de los estudiantes:	notas Fecha										
1.											
2.											
3.											
4.											
5.											
6.											
7.											
8.											
9.											
10.											
11.											
12.											
13.											
14.											
15.											
16.											
17.											
18.											
19.											
20.											
21.											
22.											
23.											
24.											
25.											
26.											
27.											
28.											
29.											
30.											
31.											
32.											
33.											
34.											
35.											
36.											
37.											

notas:

Período de inicio: .... Período de finalización: ....

Mes y año:

Sujeto:

Sección:

Asignaciones:

		Semana					Semana				
	Día	L	M	M	J	V	L	M	M	J	V
Nombres de los estudiantes:	notas / Fecha										
1.											
2.											
3.											
4.											
5.											
6.											
7.											
8.											
9.											
10.											
11.											
12.											
13.											
14.											
15.											
16.											
17.											
18.											
19.											
20.											
21.											
22.											
23.											
24.											
25.											
26.											
27.											
28.											
29.											
30.											
31.											
32.											
33.											
34.											
35.											
36.											
37.											

notas:

Período de inicio:.. Período de finalización:..

Mes y año:

Sujeto:

Sección:

Asignaciones:

		Semana					Semana				
	Día	L	M	M	J	V	L	M	M	J	V
Nombres de los estudiantes:	notas Fecha										
1.											
2.											
3.											
4.											
5.											
6.											
7.											
8.											
9.											
10.											
11.											
12.											
13.											
14.											
15.											
16.											
17.											
18.											
19.											
20.											
21.											
22.											
23.											
24.											
25.											
26.											
27.											
28.											
29.											
30.											
31.											
32.											
33.											
34.											
35.											
36.											
37.											

notas:

Período de inicio: .... Período de finalización: ....

Mes y año:		Asignaciones:	Semana					Semana				
Sujeto:												
Sección:												
		Día	L	M	M	J	V	L	M	M	J	V
Nombres de los estudiantes:	notas	Fecha										
1.												
2.												
3.												
4.												
5.												
6.												
7.												
8.												
9.												
10.												
11.												
12.												
13.												
14.												
15.												
16.												
17.												
18.												
19.												
20.												
21.												
22.												
23.												
24.												
25.												
26.												
27.												
28.												
29.												
30.												
31.												
32.												
33.												
34.												
35.												
36.												
37.												

notas:

Período de inicio: .... Período de finalización: ....

Mes y año:

Sujeto:

Sección:

Asignaciones:

		Semana					Semana				
	Día	L	M	M	J	V	L	M	M	J	V
Nombres de los estudiantes:	notas / Fecha										
1.											
2.											
3.											
4.											
5.											
6.											
7.											
8.											
9.											
10.											
11.											
12.											
13.											
14.											
15.											
16.											
17.											
18.											
19.											
20.											
21.											
22.											
23.											
24.											
25.											
26.											
27.											
28.											
29.											
30.											
31.											
32.											
33.											
34.											
35.											
36.											
37.											

notas:

Período de inicio: .... Período de finalización: ....

Mes y año:

Sujeto:

Sección:

Asignaciones:

		Semana					Semana				
	Día	L	M	M	J	V	L	M	M	J	V
Nombres de los estudiantes:	notas / Fecha										
1.											
2.											
3.											
4.											
5.											
6.											
7.											
8.											
9.											
10.											
11.											
12.											
13.											
14.											
15.											
16.											
17.											
18.											
19.											
20.											
21.											
22.											
23.											
24.											
25.											
26.											
27.											
28.											
29.											
30.											
31.											
32.											
33.											
34.											
35.											
36.											
37.											

notas:

Período de inicio:.. Período de finalización:..

Mes y año:

Sujeto:

Sección:

Asignaciones:

Nombres de los estudiantes:	notas	Semana L	M	M	J	V	Semana L	M	M	J	V
	Día → / Fecha →										
1.											
2.											
3.											
4.											
5.											
6.											
7.											
8.											
9.											
10.											
11.											
12.											
13.											
14.											
15.											
16.											
17.											
18.											
19.											
20.											
21.											
22.											
23.											
24.											
25.											
26.											
27.											
28.											
29.											
30.											
31.											
32.											
33.											
34.											
35.											
36.											
37.											

notas:

Período de inicio: .... Período de finalización: ....

Mes y año:

Sujeto:

Sección:

Asignaciones:

		Semana					Semana				
	Día	L	M	M	J	V	L	M	M	J	V
Nombres de los estudiantes:	notas / Fecha										
1.											
2.											
3.											
4.											
5.											
6.											
7.											
8.											
9.											
10.											
11.											
12.											
13.											
14.											
15.											
16.											
17.											
18.											
19.											
20.											
21.											
22.											
23.											
24.											
25.											
26.											
27.											
28.											
29.											
30.											
31.											
32.											
33.											
34.											
35.											
36.											
37.											

notas:

Período de inicio: .... Período de finalización: ....

Mes y año:

Sujeto:

Sección:

Asignaciones:	Semana					Semana				
Día	L	M	M	J	V	L	M	M	J	V
Fecha										

Nombres de los estudiantes:	notas										
1.											
2.											
3.											
4.											
5.											
6.											
7.											
8.											
9.											
10.											
11.											
12.											
13.											
14.											
15.											
16.											
17.											
18.											
19.											
20.											
21.											
22.											
23.											
24.											
25.											
26.											
27.											
28.											
29.											
30.											
31.											
32.											
33.											
34.											
35.											
36.											
37.											

notas:

Período de inicio: .... Período de finalización: ....

Mes y año:

Sujeto:

Sección:

Asignaciones:

		Semana					Semana				
	Día	L	M	M	J	V	L	M	M	J	V
Nombres de los estudiantes:	notas Fecha										
1.											
2.											
3.											
4.											
5.											
6.											
7.											
8.											
9.											
10.											
11.											
12.											
13.											
14.											
15.											
16.											
17.											
18.											
19.											
20.											
21.											
22.											
23.											
24.											
25.											
26.											
27.											
28.											
29.											
30.											
31.											
32.											
33.											
34.											
35.											
36.											
37.											

notas:

Período de inicio:.. Período de finalización:..

Mes y año:

Sujeto:

Sección:

Asignaciones:

		Semana					Semana				
	Día	L	M	M	J	V	L	M	M	J	V
Nombres de los estudiantes:	notas Fecha										
1.											
2.											
3.											
4.											
5.											
6.											
7.											
8.											
9.											
10.											
11.											
12.											
13.											
14.											
15.											
16.											
17.											
18.											
19.											
20.											
21.											
22.											
23.											
24.											
25.											
26.											
27.											
28.											
29.											
30.											
31.											
32.											
33.											
34.											
35.											
36.											
37.											

notas:

Período de inicio: .... Período de finalización: ....

Mes y año:

Sujeto:

Sección:

Asignaciones:

Nombres de los estudiantes:	notas	Semana					Semana				
	Día	L	M	M	J	V	L	M	M	J	V
	Fecha										
1.											
2.											
3.											
4.											
5.											
6.											
7.											
8.											
9.											
10.											
11.											
12.											
13.											
14.											
15.											
16.											
17.											
18.											
19.											
20.											
21.											
22.											
23.											
24.											
25.											
26.											
27.											
28.											
29.											
30.											
31.											
32.											
33.											
34.											
35.											
36.											
37.											

notas:

Período de inicio: .... Período de finalización: ....

Mes y año:		Asignaciones:	Semana					Semana				
Sujeto:												
Sección:												
		Día	L	M	M	J	V	L	M	M	J	V
Nombres de los estudiantes:	notas	Fecha										
1.												
2.												
3.												
4.												
5.												
6.												
7.												
8.												
9.												
10.												
11.												
12.												
13.												
14.												
15.												
16.												
17.												
18.												
19.												
20.												
21.												
22.												
23.												
24.												
25.												
26.												
27.												
28.												
29.												
30.												
31.												
32.												
33.												
34.												
35.												
36.												
37.												

notas:

Período de inicio: .... Período de finalización: ....

Mes y año:

Sujeto:

Sección:

Asignaciones:

		Semana					Semana				
	Día	L	M	M	J	V	L	M	M	J	V
Nombres de los estudiantes:	notas / Fecha										
1.											
2.											
3.											
4.											
5.											
6.											
7.											
8.											
9.											
10.											
11.											
12.											
13.											
14.											
15.											
16.											
17.											
18.											
19.											
20.											
21.											
22.											
23.											
24.											
25.											
26.											
27.											
28.											
29.											
30.											
31.											
32.											
33.											
34.											
35.											
36.											
37.											

notas:

Período de inicio:.. Período de finalización:..

Mes y año:		Asignaciones:	Semana					Semana				
Sujeto:												
Sección:												
		Día	L	M	M	J	V	L	M	M	J	V
Nombres de los estudiantes:	notas	Fecha										
1.												
2.												
3.												
4.												
5.												
6.												
7.												
8.												
9.												
10.												
11.												
12.												
13.												
14.												
15.												
16.												
17.												
18.												
19.												
20.												
21.												
22.												
23.												
24.												
25.												
26.												
27.												
28.												
29.												
30.												
31.												
32.												
33.												
34.												
35.												
36.												
37.												

notas:

Período de inicio:.. Período de finalización:..

Mes y año:		Asignaciones:	Semana					Semana				
Sujeto:												
Sección:												
		Día	L	M	M	J	V	L	M	M	J	V
Nombres de los estudiantes:	notas	Fecha										
1.												
2.												
3.												
4.												
5.												
6.												
7.												
8.												
9.												
10.												
11.												
12.												
13.												
14.												
15.												
16.												
17.												
18.												
19.												
20.												
21.												
22.												
23.												
24.												
25.												
26.												
27.												
28.												
29.												
30.												
31.												
32.												
33.												
34.												
35.												
36.												
37.												

notas:

Período de inicio: .... Período de finalización: ....

Mes y año:

Sujeto:

Sección:

Asignaciones:

		Semana					Semana				
	Día	L	M	M	J	V	L	M	M	J	V
Nombres de los estudiantes:	notas Fecha										
1.											
2.											
3.											
4.											
5.											
6.											
7.											
8.											
9.											
10.											
11.											
12.											
13.											
14.											
15.											
16.											
17.											
18.											
19.											
20.											
21.											
22.											
23.											
24.											
25.											
26.											
27.											
28.											
29.											
30.											
31.											
32.											
33.											
34.											
35.											
36.											
37.											

notas:

Período de inicio: .... Período de finalización: ....

Mes y año:		Asignaciones:	Semana					Semana							
Sujeto:															
Sección:															
		Día	L	M	M	J	V	L	M	M	J	V			
Nombres de los estudiantes:	notas	Fecha													
1.															
2.															
3.															
4.															
5.															
6.															
7.															
8.															
9.															
10.															
11.															
12.															
13.															
14.															
15.															
16.															
17.															
18.															
19.															
20.															
21.															
22.															
23.															
24.															
25.															
26.															
27.															
28.															
29.															
30.															
31.															
32.															
33.															
34.															
35.															
36.															
37.															

notas:

Período de inicio: .... Período de finalización: ....

Mes y año:

Sujeto:

Sección:

Asignaciones:

		Semana					Semana				
	Día	L	M	M	J	V	L	M	M	J	V
Nombres de los estudiantes:	notas Fecha										
1.											
2.											
3.											
4.											
5.											
6.											
7.											
8.											
9.											
10.											
11.											
12.											
13.											
14.											
15.											
16.											
17.											
18.											
19.											
20.											
21.											
22.											
23.											
24.											
25.											
26.											
27.											
28.											
29.											
30.											
31.											
32.											
33.											
34.											
35.											
36.											
37.											

notas:

Período de inicio: .... Período de finalización: ....

Mes y año:

Sujeto:

Sección:

Asignaciones:

Nombres de los estudiantes:	notas	Semana					Semana				
	Día / Fecha	L	M	M	J	V	L	M	M	J	V
1.											
2.											
3.											
4.											
5.											
6.											
7.											
8.											
9.											
10.											
11.											
12.											
13.											
14.											
15.											
16.											
17.											
18.											
19.											
20.											
21.											
22.											
23.											
24.											
25.											
26.											
27.											
28.											
29.											
30.											
31.											
32.											
33.											
34.											
35.											
36.											
37.											

notas:

Período de inicio: .... Período de finalización: ....

Mes y año:		Asignaciones:	Semana					Semana				
Sujeto:												
Sección:												
		Día	L	M	M	J	V	L	M	M	J	V
Nombres de los estudiantes:	notas	Fecha										
1.												
2.												
3.												
4.												
5.												
6.												
7.												
8.												
9.												
10.												
11.												
12.												
13.												
14.												
15.												
16.												
17.												
18.												
19.												
20.												
21.												
22.												
23.												
24.												
25.												
26.												
27.												
28.												
29.												
30.												
31.												
32.												
33.												
34.												
35.												
36.												
37.												

notas:

Período de inicio: .... Período de finalización: ....

Mes y año:

Sujeto:

Sección:

Asignaciones:

		Semana					Semana				
	Día	L	M	M	J	V	L	M	M	J	V
Nombres de los estudiantes:	notas Fecha										
1.											
2.											
3.											
4.											
5.											
6.											
7.											
8.											
9.											
10.											
11.											
12.											
13.											
14.											
15.											
16.											
17.											
18.											
19.											
20.											
21.											
22.											
23.											
24.											
25.											
26.											
27.											
28.											
29.											
30.											
31.											
32.											
33.											
34.											
35.											
36.											
37.											

notas:

Período de inicio: .... Período de finalización: ....

Mes y año:		Asignaciones:	Semana					Semana				
Sujeto:												
Sección:												
		Día	L	M	M	J	V	L	M	M	J	V
Nombres de los estudiantes:	notas	Fecha										
1.												
2.												
3.												
4.												
5.												
6.												
7.												
8.												
9.												
10.												
11.												
12.												
13.												
14.												
15.												
16.												
17.												
18.												
19.												
20.												
21.												
22.												
23.												
24.												
25.												
26.												
27.												
28.												
29.												
30.												
31.												
32.												
33.												
34.												
35.												
36.												
37.												

notas:

Período de inicio: .... Período de finalización: ....

Mes y año:

Sujeto:

Sección:

Asignaciones:

		Semana					Semana				
	Día	L	M	M	J	V	L	M	M	J	V
Nombres de los estudiantes:	notas / Fecha										
1.											
2.											
3.											
4.											
5.											
6.											
7.											
8.											
9.											
10.											
11.											
12.											
13.											
14.											
15.											
16.											
17.											
18.											
19.											
20.											
21.											
22.											
23.											
24.											
25.											
26.											
27.											
28.											
29.											
30.											
31.											
32.											
33.											
34.											
35.											
36.											
37.											

notas:

Período de inicio: .... Período de finalización: ....

Mes y año:

Sujeto:

Sección:

Asignaciones:

			Semana					Semana				
		Día	L	M	M	J	V	L	M	M	J	V
Nombres de los estudiantes:	notas	Fecha										
1.												
2.												
3.												
4.												
5.												
6.												
7.												
8.												
9.												
10.												
11.												
12.												
13.												
14.												
15.												
16.												
17.												
18.												
19.												
20.												
21.												
22.												
23.												
24.												
25.												
26.												
27.												
28.												
29.												
30.												
31.												
32.												
33.												
34.												
35.												
36.												
37.												

notas:

Período de inicio: .... Período de finalización: ....

Mes y año:

Sujeto:

Sección:

Asignaciones:

		Semana					Semana				
	Día	L	M	M	J	V	L	M	M	J	V
Nombres de los estudiantes:	notas Fecha										
1.											
2.											
3.											
4.											
5.											
6.											
7.											
8.											
9.											
10.											
11.											
12.											
13.											
14.											
15.											
16.											
17.											
18.											
19.											
20.											
21.											
22.											
23.											
24.											
25.											
26.											
27.											
28.											
29.											
30.											
31.											
32.											
33.											
34.											
35.											
36.											
37.											

notas:

Período de inicio: .... Período de finalización: ....

Mes y año:		Asignaciones:	Semana					Semana			
Sujeto:											
Sección:											
		Día	L	M	M	J	V	L	M	M	J	V
Nombres de los estudiantes:	notas	Fecha										
1.												
2.												
3.												
4.												
5.												
6.												
7.												
8.												
9.												
10.												
11.												
12.												
13.												
14.												
15.												
16.												
17.												
18.												
19.												
20.												
21.												
22.												
23.												
24.												
25.												
26.												
27.												
28.												
29.												
30.												
31.												
32.												
33.												
34.												
35.												
36.												
37.												

notas:

Período de inicio:.. Período de finalización:..

Mes y año:

Sujeto:

Sección:

Asignaciones:

Nombres de los estudiantes:	notas	Semana					Semana				
	Día / Fecha	L	M	M	J	V	L	M	M	J	V
1.											
2.											
3.											
4.											
5.											
6.											
7.											
8.											
9.											
10.											
11.											
12.											
13.											
14.											
15.											
16.											
17.											
18.											
19.											
20.											
21.											
22.											
23.											
24.											
25.											
26.											
27.											
28.											
29.											
30.											
31.											
32.											
33.											
34.											
35.											
36.											
37.											

notas:

Período de inicio: .... Período de finalización: ....

Mes y año:	Asignaciones:	Semana					Semana				
Sujeto:											
Sección:											
	Día	L	M	M	J	V	L	M	M	J	V
Nombres de los estudiantes:	notas Fecha										
1.											
2.											
3.											
4.											
5.											
6.											
7.											
8.											
9.											
10.											
11.											
12.											
13.											
14.											
15.											
16.											
17.											
18.											
19.											
20.											
21.											
22.											
23.											
24.											
25.											
26.											
27.											
28.											
29.											
30.											
31.											
32.											
33.											
34.											
35.											
36.											
37.											

notas:

Período de inicio: .... Período de finalización: ....

Mes y año:

Sujeto:

Sección:

Asignaciones:

Nombres de los estudiantes:	notas	Semana					Semana				
	Día / Fecha	L	M	M	J	V	L	M	M	J	V
1.											
2.											
3.											
4.											
5.											
6.											
7.											
8.											
9.											
10.											
11.											
12.											
13.											
14.											
15.											
16.											
17.											
18.											
19.											
20.											
21.											
22.											
23.											
24.											
25.											
26.											
27.											
28.											
29.											
30.											
31.											
32.											
33.											
34.											
35.											
36.											
37.											

notas:

www.ingramcontent.com/pod-product-compliance
Lightning Source LLC
Chambersburg PA
CBHW081711100526
44590CB00022B/3731
9781803902463